Contents

Preface..2
Reception...5
Anamnesis..11
Massage..23
Manual therapy..28
PNF..38
Mulligan...43
Exercises..46
Gait training...53
Lymphatic drainage...55
Electrotherapy...59
Pelvic floor exercises..62
Breathing therapy..67
Useful..70
Thanks...72
Bibliography..73

Preface

Who am I?

My name is Caroline Braun and I created the Little Physio.
I studied translation and worked as a freelance translator.
I then decided to change my way of living and became a physiotherapist / physical therapist.
I've been working as a physical therapist for over 10 years in different hospitals as well as in private practices.

Why did I create Little Physio?

My experience has shown me the difficulties of treating patients who don't speak the same language.
It's difficult and even sometimes impossible to diagnose or treat the patient correctly.
The consequences for the patient are disastrous.

Many people think that the patient has to speak the language of the country he or she lives in.
Even if correct it's also not always possible.
Some people are not able to learn or have just arrived.
Others might be on vacation or are only here temporarily to work.

I am a physical therapist and my job is not to judge but to treat the patients.
And I have to treat them the best I can.

That's why I created "Little Physio".

This translator enables the therapist to communicate and to treat foreign patients.

Your therapy will become easier and better.

The book is divided into 14 chapters like "Reception", "Massage", "Manual therapy", "Exercises" and so on. This makes it easier and faster for you to find the sentences you need.

In addition to the book, you have the opportunity to get the **Little Physio App for mobile phones and tabs, iphone and ipad.**

The Apps are available on the Apple Appstore and on the Googleplaystore.

The **Little Physio Apps are the audio version of the books**.

It is as easy as clicking on the needed sentence and your cell phone or tab "speaks" it out in the foreign language.

You can see a demo on:

littlephysio.com

or on

youtube

I became a physical therapist to help others, no matter if they speak my language or not.

Now, it is possible!

Reception

El recibimiento

1. Hello
Buenos días

2. My name is
Me llamo...

3. Do you have a doctor's prescription?
¿Tiene una receta médica?

4. Yes
Sí

5. No
No

6. Do you have your insurance card?
¿Tiene su tarjeta de seguro social?

7. **Would you please bring the insurance card next time?**

   ¿Puede traer su tarjeta de seguro social la próxima vez?

8. **Would you please write down your phone number?**

   ¿Me podría apuntar su número de teléfono, por favor?

9. **There is a mistake in the prescription. You have to go back to your doctor and have him issue a new one.**

   En la receta hay un error, usted debe ir de nuevo al médico para que le dé una receta nueva.

10. **Do you have a report / X-ray / CT- images from your doctor?**

    ¿Le ha dado su médico un informe médico, radiografías o exploraciones TAC (Tomografía axial computarizada)?

11. **Would you please bring the x-rays / the report with you next time?**

    ¿Podría traer la próxima vez el informe y las imágenes médicas, o sea, las radiografías y tomografías?

12. Here are your appointments

Aquí tiene sus citas.

13. If these appointments don't work for you, please let me know.

En caso de que no le vengan bien las citas, me lo dice.

14. This one doesn't work?

¿Esa fecha no le viene bien?

15. Not on this day at all?

¿Tampoco ese día no le viene bien?

16. Rather in the morning?

¿Le conviene mejor por la mañana?

17. Rather in the afternoon?

¿Le conviene mejor por la tarde?

18. Monday

El lunes

19. Tuesday

El martes

20. Wednesday
El miércoles

21. Thursday
El jueves

22. Friday
El viernes

23. Saturday
El sábado

24. Sunday
El domingo

25. I'm sorry, you are too early
Lo siento mucho, pero usted ha venido muy temprano.

26. I'm sorry you, are too late
Lo siento mucho, pero usted ha venido muy tarde.

27. This week won't work
Esta semana no me viene bien.

28. Today doesn't work
Hoy no me viene bien.

29. Not before next week
Sólo puede ser a partir de la semana próxima.

30. Not before next month
Puede ser sólo a partir del próximo mes.

31. The therapist is on vacation
Su terapeuta está de vacaciones

32. The therapist is ill
Su terapeuta está enferma / enfermo

33. Would you like to work with a different therapist?
¿Desea cambiar de terapeuta?

34. Yes
Si

35. No
No

36. Would you like to continue with the same therapist?

¿Quiere quedarse con su mismo/a terapeuta?

37. Would you rather wait until your therapist is back?

¿Quiere esperar hasta que regrese su terapeuta?

38. Here is your bill.

Aquí tiene su factura.

39. Would you like to pay now?

¿Desea abonar ahora?

40. Do you want to pay cash?

¿Desea pagar en efectivo?

Anamnesis

Anamnesis

1. Please undress
¿ Puede quitarse la ropa, por favor?

2. Can you please take off your top ?
¿Puede dejar libre la parte de arriba?

3. Can you please take off your pants?
¿Puede quitarse los pantalones?

4. Can you please take off your skirt?
¿Puede quitarse la falda?

5. Are you in pain?
¿Siente dolor?

6. Yes
Sí

7. No

No

8. Show me where it hurts

Muéstreme por favor dónde le duele

9. Where does it hurt?

¿Dónde siente dolor?

10. Is the pain radiating into your arm?

¿El dolor se inicia en el brazo?

11. Is the pain radiating into your leg?

¿El dolor se inicia en la pierna?

12. Where does the pain radiate into?

¿Hacia dónde se dispersan los dolores?

13. Show me

Me lo muestra, por favor

14. Do you feel numbness?
¿Siente una sensación de adormecimiento?

15. Where?
¿Dónde?

16. Do you have paralytic symptoms?
¿Tiene síntomas de entumecimiento?

17. Do you feel formication?
¿Tiene sensación de hormigueo?

18. Where?
¿Dónde?

19. When did it start?
¿Desde cuándo siente esos síntomas?

20. For days
Desde hace días

21. For weeks

Desde hace semanas

22. For months

Desde hace meses

23. For years

Desde hace años

24. What does the pain feel like?

¿Cómo es el dolor?

25. Acute

Es un dolor agudo

26. Dull

Es un dolor sordo

27. Dragging

Siente tirones

28. Did the pain develop slowly?
   ¿El dolor se ha iniciado lentamente?

29. Did the pain develop fast?
   ¿El dolor comenzó repentinamente?

30. Does the pain last for a long time?
   ¿El dolor es persistente?

31. Several seconds
   Por varios segundos

32. Several minutes
   Durante varios minutos

33. Several hours
   Durante varias horas

34. Several days
   Durante varios días

35. Did you have an accident?

¿Tuvo un accidente?

36. Have you had treatment yet?

¿Ya le han tratado?

37. Yes

Sí

38. No

No

39. Do you have high blood pressure?

¿Tiene hipertensión arterial?

40. Do you have diabetes?

¿Tiene diabetes?

41. Are you dizzy?

¿Se marea?

42. Are you pregnant?

¿Está embarazada?

43. What month?

¿En qué mes de embarazo está?

44. Do you take pain killers?

¿Toma analgésicos?

45. Do you take blood thinning medication?

¿Toma medicamentos anticoagulantes u otro tipo de medicamento?

46. Do you have problems with your thyroid?

¿Tiene problemas de tiroides?

47. Do you have heart problems?

¿Tiene problemas del corazón?

48. Do you have a headache?

¿Tiene dolores de cabeza?

49. Did you have surgery?

¿Se ha sometido a una operación quirúrgica?

50. When did you have surgery?

¿Cuándo fue la operación?

51. A few days ago

Hace días

52. A few months ago

Hace meses

53. A few years ago

Hace años

54. You have to see a doctor.

Usted tiene que ir al médico

55. Does it hurt when you are moving?

¿Siente dolores por el peso?

56. Do you have pain while resting?

¿Sufre de artrosis?

57. When does it hurt most? When is the pain worst?

¿Cuándo siente esos dolores intensamente?

58. In the morning

Por la mañana

59. In the evening

Por la tarde

60. At night

Por la noche

61. Always the same

Continuamente

62. While going up

Al caminar cuesta arriba

63. While going down

Al caminar cuesta abajo

64. Going up the stairs

Al subir las escaleras

65. Going down the stairs

Al bajar las escaleras

66. While sitting for a long time

¿Al estar sentado durante largo tiempo?

67. After sitting for a long time

¿Después de haber estado sentado por largo tiempo?

68. While doing small movements?

¿Al hacer pequeños movimientos?

69. Were you in the hospital / in rehab?

¿Estuvo en un hospital o en un tratamiento médico?

70. For how long?
¿Por cuánto tiempo?

71. Several days
Durante varios días

72. Several weeks
Durante varias semanas

73. Several months
Durante varios meses

74. When did you get discharged from the hospital?
¿Cuándo le dieron de alta del hospital?

75. Yesterday
Ayer

76. The day before yesterday
Antes de ayer

77. A few days ago

Hace un par de días

78. How many?

¿Cuánto?

79. A few weeks ago

Hace un par de semanas

80. A few months ago

Hace un par de meses

Massage

Masajes

1. Please get undressed
 ¿ Puede quitarse la ropa, por favor?

2. Can you please take off your top?
 ¿Puede dejar libre la parte de arriba?

3. Can you please take off your pants?
 ¿Puede quitarse los pantalones?

4. Can you please take off your skirt?
 ¿Puede quitarse la falda?

5. Lie down on your back
 Póngase boca arriba, por favor

6. Lie down on your stomach
 Póngase boca abajo, por favor

7. Lie down on your right side

Recuéstese sobre el costado derecho, por favor

8. Lie down on your left side

Recuéstese sobre el costado izquierdo, por favor

9. This is for your head

Ponga la cabeza aquí, por favor

10. Would you like a blanket?

¿Quiere una manta?`

11. Are you cold?

¿Le hace frío?

12. Are you too warm?

¿Le hace calor?

13. Put your right arm down

Coloque el brazo derecho hacia abajo

14. Put your right arm next to your head
   Coloque el brazo derecho hacia arriba

15. Align your right arm alongside your body
   Coloque el brazo derecho junto a su cuerpo

16. Put your left arm down
   Coloque el brazo izquierdo hacia abajo

17. Put your left arm next to your head
   Coloque el brazo izquierdo hacia arriba

18. Align your left arm alongside your body
   Coloque el brazo izquierdo junto a su cuerpo

19. Sit down please.
   Tome asiento, por favor

20. Relax your shoulders
   Afloje los hombros

21. Please look straigt ahead
Mire hacia adelante

22. Does it hurt?
¿Duele?

23. Do I hurt you?
¿Le causo dolor?

24. Show me where it hurts.
Múestreme dónde le duele

25. Is the pressure ok?
¿Está bien la presión?

26. Yes?
¿Sí?

27. No?
¿No?

28. Harder?

¿Presiono mas fuerte?

29. Softer?

¿Menos presión?

30. Better?

¿Está mejor así?

31. Worse?

¿Está peor así?

Manual therapy

Terapia manual

1. Please get undressed
¿ Puede quitarse la ropa, por favor?

2. Can you please take off your top?
¿Puede dejar libre la parte de arriba?

3. Can you please take off your pants?
¿Puede quitarse los pantalones?

4. Can you please take off your skirt?
¿Puede quitarse la falda?

5. Where does it hurt?
¿Dónde siente dolor?

6. Has it improved since the last treatment?
¿Ha mejorado el dolor desde el último tratamiento?

7. Has it gotten worse?
¿Ha empeorado el dolor?

8. Has the pain increased?
¿Siente ahora más dolores?

9. Has the pain gotten less?
¿Siente ahora menos dolores?

10. Where does it hurt now?
¿Dónde siente ahora los dolores?

11. Stand on one leg please.
Quédese de pie sobre una pierna

12. Please stand on the other leg now.
Ahora quédese de pie sobre la otra pierna

13. Stand on your heels
Quédese de pie sobre sus talones

14. Stand on your tiptoes
Quédese de pie sobre la punta de sus pies

15. Sit down please

Siéntese por favor

16. Round your back

Inclínise hacia abajo la parte superior del cuerpo

17. Put your chin to your chest

Incline su cabeza hacia abajo

18. Does it pull?

¿Le tira?

19. Is it painful?

¿Es doloroso?

20. Is the pain less now?

¿Ahora le duele menos?

21. Is the pain worse now?

¿Y así le duele más?

22. Better?

¿Está mejor así?

23. Worse?

¿Está peor así?

24. Put your head back

Levante la cabeza, por favor

25. Lift your head up, look up

Mantenga la cabeza arriba / Mire hacia arriba

26. Put your head down, look down

Mantenga la cabeza abajo / Mire hacia abajo

27. Turn your head to the left

Gire la cabeza hacia la izquierda

28. Turn your head to the right

Gire la cabeza hacia la derecha

29. Tilt your head to the left

Incline la cabeza hacia la izquierda

30. Tilt your head to the right

Incline la cabeza hacia la derecha

31. Relax

Póngase más flojo

32. Do not help. I will do the movements, you relax

No ayude, yo haré el movimiento, usted se relaja

33. Put your arms up

Levante los brazos

34. Put your right arm up

Levante el brazo derecho

35. Put your right arm down

Baje el brazo derecho

36. Put your left arm up

Levante el brazo izquierdo

37. Put your left arm down

Baje el brazo izquierdo

38. Bend your leg

Flexione la pierna

39. Extend your leg
   Estire la pierna

40. Bend your knee
   Doble la rodilla

41. Extend your knee
   Estire la rodilla

42. Lift your leg
   Levante la pierna

43. Lie on your back
   Póngase boca arriba

44. Lie on your stomach
   Póngase boca abajo

45. Lie on your right side
   Póngase sobre el costado derecho

46. Lie on your left side
   Póngase sobre el costado izquierdo

47. Put your head here, please
Ponga la cabeza aquí, por favor

48. Sit down
Tome asiento por favor

49. Please participate with ease
Siga haciendo el movimiento levemente

50. Press against my resistance
Presione en contra de mi resistencia

51. Press harder
Presione con más fuerza

52. Press not so hard
Presione levemente

53. This is an exercise to do at home
Éste es un ejercicio para hacerlo en casa

54. Bend your legs and pull your knees to your thighs
Ponga los pies debajo de las rodillas

55. Tighten your Abdomen
   Ponga tenso el vientre

56. Squeeze your buttocks
   Ponga tenso el trasero

57. Tense your legs
   Ponga tensas las piernas

58. Tense your arms
   Ponga tensos los brazos

59. Relax
   Relájese

60. It might hurt a little
   Puede ser que le duela un poco

61. I will show you first, then you repeat
   Le muestro el ejercicio, y después usted lo repite

62. Do 3 sets with 10 repetitions
   Realice tres series de 10 repeticiones

63. Do 3 sets with 15 repetitions

Realice tres series de 15 repeticiones

64. Do 3 sets with 20 repetitions

Realice tres series de 20 repeticiones

65. Do 3 sets with 30 repetitions

Realice tres series de 30 repeticiones

66. Once a week

Una vez por semana

67. Twice a week

Dos veces por semana

68. Three times a week

Tres veces por semana

69. Once a day

Una vez por día

70. Twice a day

Dos veces por día

71. Three times a day
Tres veces por día

72. Do the exercise in front of a mirror
Realice el ejercicio delante del espejo

73. Sit down in front of a mirror
Siéntese delante del espejo

74. Stand in front of a mirror
Póngase de pie delante del espejo

75. It is not supposed to hurt
No tiene que sentir dolor

76. This is not supposed to happen
Eso no puede pasar

PNF

FNP (Facilitación Neuromuscular proprioceptiva)

1. Lie on your back
Póngase boca arriba

2. Lie on your stomach
Póngase boca abajo

3. Lie on your right side
Póngase sobre el costado derecho

4. Lie on your left side
Póngase sobre el costado izquierdo

5. Put your head here, please
Ponga la cabeza aquí, por favor

6. I will show you what the movement should look like
Le muestro cómo tiene que ser el movimiento

7. I will do the movement, relax your arm
   Yo haré el movimiento y usted suelte el brazo

8. I will do the movement, relax your leg
   Yo haré el movimiento y usted afloje la pierna

9. Press against my resistance now
   Ahora presione en contra de mi resistencia

10. Open your hand and extend your fingers
   Abra la mano y los dedos, por favor

11. Close your hand aroung mine
   Cierre la mano y los dedos, por favor

12. Extend your arm
   Estire el brazo y el codo, por favor

13. Bend your elbow
   Doble el brazo

14. Put your leg up
   Levante la pierna

15. Put your leg down
Baje la pierna

16. Tense your leg in this direction
Ponga tensa la pierna hacia esta dirección

17. Bend your knee
Doble la rodilla

18. Extend your knee
Estire la rodilla

19. Bend your hips
Flexione la cadera

20. Extend your hips
Estire la cadera

21. Relax
Relajar / aflojar

22. More
Más

23. Less
   Menos

24. Harder
   Con más intensidad

25. Softer
   Levemente

26. Slower
   Lentamente

27. Faster
   Más rápido

28. Press upward
   Presione hacia arriba

29. Press downward
   Presione hacia abajo

30. Now in the other direction
   Ahora presione en otra dirección

31. Towards your opposite shoulder
   Presione en dirección al hombro contrario

32. Towards your opposite hip
   Presione en dirección a la cadera contraria

33. Towards the ear
   En dirección a su oreja

34. Towards the nose
   En dirección a su nariz

35. Towards the window
   En dirección a la ventana

36. Towards the door
   En dirección a la puerta

37. Towards the wall
   En dirección a la pared

38. Towards the clock
   En dirección al reloj

Mulligan

Mulligan

1. Show me which movement causes the pain
Muéstreme con qué movimiento siente dolor

2. Relax
Relájese

3. Repeat the movement once more
Ahora realice el movimiento de nuevo

4. Is it better?
¿Es mejor así?

5. Do you have pain going upstairs?
¿Siente dolor al subir las escaleras?

6. Do you have pain going downstairs?

¿Siente dolor al bajar las escaleras?

7. Is it better like this?

¿Es mejor así?

8. You are not supposed to be in pain. Please say Stop if it hurts

No debe sentir dolor, en caso de que sienta dolor me dice: "Pare".

9. If the strap hurts, I can put a pad between you and the strap

Si el cinturón le provoca dolor, coloco un almohadón entre el cinturón y usted.

10. You can do this exercise with a towel at home

En casa puede hacer el ejercicio con una toalla

11. you can do this exercise at home with an elastic band

En casa puede hacer el ejercicio con una cinta Thera-Band (cinta elástica de látex)

12. You can do this exercise at home with a stick

En casa puede hacer el ejercicio con una vara o bastón

13. The ball can be purchased at a sporting goods store

La pelota la puede comprar en una tienda de artículos de deportes

14. The elastic band can be purchased at a sporting goods store

La cinta Thera-Band la puede comprar en una tienda de artículos de deportes.

15. It should be red

Debe ser roja

16. It should be green

Debe ser verde

Exercises

Ejercicios

1. Bend
Flexionar

2. Extend
Estirarse

3. Flex
Tensionar

4. Relax
Relajarse

5. Move your buttocks backwards
Ponga el trasero hacia atrás

6. tense your abdomen / do not relax
Ponga tenso el vientre / déjelo tenso

7. Remain like this for a few seconds, then relax

Permanezca así durante algunos segundos y luego afloje

8. Do not move

No debe hacer ningún movimiento

9. This is for your coordination

Esto ayuda a la coordinación

10. Do 3 sets with 10 repetitions

Haga tres Series de 10 repeticiones

11. Do 3 sets with 15 repetitions

Haga tres Series de 15 repeticiones

12. Do 3 sets with 20 repetitions

Haga tres Series de 20 repeticiones

13. Do 3 sets with 30 repetitions

Haga tres Series de 30 repeticiones

14. Take a break between the sets

Incluya periodos de descanso entre los ejercicios

15. A few seconds

Un periodo de descanso por algunos segundos

16. A few minutes

Un periodo de descanso por algunos minutos

17. How many

¿Cuántas veces hay que practicar?

18. Once a week

Una vez por semana

19. Twice a week

Dos veces por semana

20. Three times a week

Tres veces por semana

21. Once a day

Una vez por día

22. Twice a day

Dos veces por día

23. Three times a day

Tres veces por día

24. Do the exercise while standing in front of a mirror

Haga los ejercicios delante del espejo

25. Sit in front of the mirror

Siéntese delante del espejo

26. Stand in front of the mirror

Póngase de pie delante del espejo

27. This is for strengthening

Esto sirve para el fortalecimiento

28. Do it at home every day

Practique los ejercicios todos los días en casa

29. Do the exercises in front of the mirror so that you can correct yourself

Haga los ejercicios delante del espejo para que los pueda corregir.

30. This is not supposed to happen
Eso no puede pasar

31. This is wrong
Eso está mal

32. This is correct
Eso está bien

33. Slow
Lentamente

34. Slower
Más lento

35. Fast
Rápido

36. Faster
Más rápido

37. Don't jerk
Que no sea de golpe

38. Your are not supposed to be in pain during the exercise

No debe sentir ningún dolor al hacer los ejercicios

39. If you are in pain doing the exercise please stop and tell me next time you are here.

Si siente dolor al hacer los ejercicios, déjelos, no continúe con ellos y me lo dice la próxima vez.

40. Did you do the exercises?

¿Practicó los ejercicios?

41. Did you feel any pain?

¿Sintió dolor al hacer los ejercicios?

42. Show me where it hurt?

Muéstreme dónde sintió dolores

43. Show me how you do the exercises?

Muéstreme cómo hizo los ejercicios

44. Stand on your right leg

Quédese de pie sobre la pierna derecha

45. Stand on your left leg

Quédese de pie sobre la pierna izquierda

46. Stand on one leg

Manténgase sobre una sola pierna

47. This is for balance

Esto sirve para el equilibrio

48. Try not to move

Intente no tambalear

49. Try to include this exercise in your daily routine

Este movimiento lo puede incorporar en sus tareas diarias.

Gait training

Reeducación de los patrones de la marcha

1. Stand straight
 Póngase de pie con la espalda recta

2. Take smaller steps
 Haga pequeños pasos

3. Take bigger steps
 Dé pasos más grandes

4. Take regular steps
 Dé pasos regulares o normales

5. Roll your foot from heel to toe
 Haga girar el pie hacia ambos lados

6. **First on your heel, roll your foot, then press your foot forward to your toes**

   Primero aciente el pie sobre los talones y luego hágalo girar hacia ambos lados y después presione el pie hacia adelante con el talón.

7. **The crutch goes on the same side as your injured leg**

   La muleta (o bastón inglés) es el apoyo de la pierna enferma, por lo tanto deben ir juntos.

8. **Swing your arms loosely by your body**

   Mueva relajadamente los brazos de un lado a otro junto a su cuerpo.

Lymphatic drainage

Drenaje linfático

1. The blood pressure cannot be taken on this arm nor can blood be drawn

En este brazo no se puede medir la presión ni poner una inyección.

2. Preferably you should not get hurt

Debe evitar no lastimarse

3. You are not allowed to take a hot bath or lie in the sun for too long

Usted no debe tomar un baño con agua caliente ni estar en sol durante mucho tiempo.

4. If you have a painful rash, see a doctor immediately

En caso de que tenga una erupción cutánea dolorosa debe asistir de inmediato al médico.

5. Put your legs up multiple times per day
Varias veces al día coloque las piernas hacia arriba.

6. Put your leg up several times a day
Varias veces al día coloque la pierna hacia arriba.

7. Put your arm up multiple times a day
Varias veces al día coloque el brazo hacia arriba.

8. Do you have a surgical stocking?
¿Tiene una media de compresión?

9. Do you have surgical stockings?
¿Tiene medias de compresión?

10. You have to wear the stocking every day
Tiene que llevar la media todos los días.

11. You have to wear the stockings every day
Tiene que llevar las medias todos los días

12. You have to wear the stocking night and day

La media la tiene que llevar día y noche

13. You have to wear the stockings night and day

Las medias las tiene que llevar día y noche.

14. You shouldn't wear tight-fitting clothes

No debe ponerse ropa estrecha

15. Lie on your back

Póngase boca arriba

16. Lie on your stomach

Póngase boca abajo

17. Can you lie on your stomach or would your rather sit?

¿Puede ponerse boca abajo o prefiere estar sentado?

18. Sit?

¿Quiere estar sentado?

19. Put one leg up

Ponga el pie debajo de la rodilla

20. Put both legs up
   Ponga los pies debajo de las rodillas

21. Slide a little towards me
   Córrase un poco hacia mí, por favor

22. Slide to the left
   Córrase hacia la izquierda

23. Slide to the right
   Córrase hacia la derecha

24. Slide up
   Córrase hacia arriba en dirección a su cabeza

25. Slide down
   Córrase hacia abajo en dirección a sus pies

26. Does it hurt?
   ¿Le duele?

27. It shouldn't hurt
   No debe sentir ningún dolor

Electrotherapy

Terapia eléctrica

1. I will attach 2 electrodes

Le voy a colocar dos electrodos

2. I will attach 4 electrodes

Le voy a colocar cuatro electrodos

3. There is no electricity yet

Todavía no pasa la electricidad

4. I will increase the electricity slowly

Lentamente voy a ir subiendo la electricidad

5. Tell me, as soon as you feel the electricity

Dígame por favor, cuando empiece a sentir la electricidad

6. Do you feel the electricity?

¿Siente la electricidad?

7. It should be comfortable

Tiene que ser agradable

8. Is it comfortable?

¿Es agradable?

9. You should feel the electricity only slightly

Usted debe sentir la electricidad sólo muy leve.

10. I will turn down the electricity until you can't feel it anymore

Ahora voy a bajar la electricidad hasta que usted no la sienta más.

11. It will take about 10 minutes

Va a durar aproximadamente unos diez minutos

12. It will take about 15 minutes

Va a durar aproximadamente unos quince minutos

13. It will take about 20 minutes

Va a durar aproximadamente unos veinte minutos

14. I will take off the electrodes once it is finished

Cuando haya terminado, vendré y le quitaré los electrodos

15. If you have a problem, call me

Si tiene algún problema, me llama

16. I will be next-door

Yo estoy a lado

Pelvic floor exercises

Ejercicios para el suelo pélvico o periné

Short

1. **The pelvic floor is the muscle between your pubic bone and your tailbone**

   El suelo pélvico es el conjunto de músculos que se extiende desde el hueso púbico en la parte frontal hasta el hueso de la cola (cóxis) en la parte posterior.

2. **Its function is mainly to close the openings there**

   La función del suelo pélvico es principalmente cerrar todos los orificios que se encuentran en la zona pélvica.

3. **It works together with you abdominal muscles and your diaphragm**

   El suelo pélvico hace un trabajo en conjunto con la musculatura abdominal y con el diafragma.

4. **In order to strengthen your pelvic floor you have to use these muscles as well**

   Por lo tanto hay que hacer trabajar a esa musculatura para fortalecer el suelo pélvico.

5. **Try to tense your pelvic floor, acting like have to use the bathroom but you can't go**

   Intente apretar los músculos principales que se extienden a lo largo del suelo pélvico y esto lo hará de la siguiente manera: Haga como si tuviera muchas ganas de ir al baño, pero reténgalas.

__Long__

1. The pelvic floor is the muscle between ischial tuberosities, pubic and tailbone

El suelo pélvico es el músculo ubicado entre el esquión derecho e izquierdo, el coxis(el hueso en que remata la columna vertebral) y el pubis.

2. The pelvic floor helps to control the function of urinating and bowel movement. With regular training you can prevent incontinence or lessen exiting problems

El suelo pélvico contribuye esencialmente al control de la salida de orina y materia fecal. A través del ejercicio diario puede prevenir la salida involuntaria de orina y materia fecal o influir favorablemente en otros problemas de la misma índole.

3. In addition, the pelvic floor holds and supports the organs in your abdomen. Thats why regular pelvic floor training works against prolapse problems

Además el suelo de la pelvis es el apoyo de los órganos abdominales ya que éste los sostiene desde abajo. Por eso usted pude ayudar a prevenir los problemas de control de vejiga al ejercitar los músculos del suelo pélvico.

4. **To fulfill these functions, the pelvic floor works with the abdominal muscles and the diaphragm, which is the most important respiratory muscle.**

   Para poder lograr ese objetivo, los músculos del suelo pélvico realizan su trabajo junto con la musculatura abdominal y el diafragma. El diafragma es un músculo muy importante para la respiración.

5. **In order to strengthen your pelvic floor you have to use these muscles as well**

   Por esta razón hay que hacer trabajar a estos músculos para fortalecer el suelo pélvico.

6. **Try to tighten your pelvic floor, imagining closing your vagina and anus**

   Intente contraer los músculos del suelo pélvico y lo hará de la siguiente manera: Imaginese que está cerrando el ano y su vagina.

7. **Try to tighten your pelvic floor, acting like have to use the toilet ▯but you can't go**

   Intente contraer los músculos del suelo pélvico y lo hará de la siguiente manera: Haga como si tuviera muchas ganas de ir al baño, pero reténgalas

8. Inhale deeply. Exhale slowly tensing your abdominal muscles

Respire profundamente, contraiga el abdomen al expulsar el aire lentamente.

9. I will show you, and then you do it

Yo le mostraré el ejercicio primero y luego usted lo repetirá.

Breathing therapy

Terapia respiratoria

1. Inhale through your nose

Respire por la nariz

2. Exhale through your mouth

Espire el aire por la boca.

3. I will show you, and then you do it

Yo haré primero el ejercicio y después usted lo repetirá.

4. Slowly

Lento

5. Slower

Más lento

6. Fast

Rápido

7. Faster
Más rápido

8. Deeply
Profundo

9. Deeper
Más profundo

10. Casual
Ligero

11. More casually
Más ligero

12. Inhale more into your abdomen
Inspire el aire por su nariz hacia la parte baja del vientre

13. Your abdomen should expand when inhaling
El vientre debe inflarse a través de la inspiración

14. Put your hands on your abdomen

Coloque las manos sobre su vientre.

15. Put your hands on your ribcage

Coloque sus manos sobre el tórax.

16. Your hands should be moving on your abdomen when inhaling

Inspire de modo que el aire mueva el vientre y sus manos.

Useful

Frases útiles

1. Hello
Buenos días / Buenas tardes

2. Goodbye
Adiós

3. Please
Por favor

4. Thank you
Gracias

5. Relax
Aflojar

6. Does it hurt?
¿Duele?

7. Is it better now?
    ¿Está mejor así?

8. Harder?
    ¿Más fuerte?

9. Yes
    Si

10. No
    No

11. I'm sorry, I can't understand you
    Lo siento, no entiendo

Thanks

I would like to thank all those who helped me to create the Little Physio book and application.

Thanks to the translators and the proof-readers, thanks to my family and my friends who have all participated in this adventure.

Thanks to those who helped with their voice on the apps and the videos.

Special thanks to my husband who programmed the apps for android and apple and for everything else too... :)

Thank you, dear reader for having bought this book or any of my other books.

If you have enjoyed Little Physio,
please leave comments on Amazon.

I would appreciate it very much :)

Bibliography

- **Little Physio** from English into Spanish
- **Little Physio** from English into Italian
- **Little Physio** from English into French
- **Little Physio** from English into German
- **Little Physio** from English into Turkish

and

- **Big Little Physio** from English into Spanish, Italian, French, German and Turkish

www.ingramcontent.com/pod-product-compliance
Lightning Source LLC
Chambersburg PA
CBHW071802170526
45167CB00003B/1136